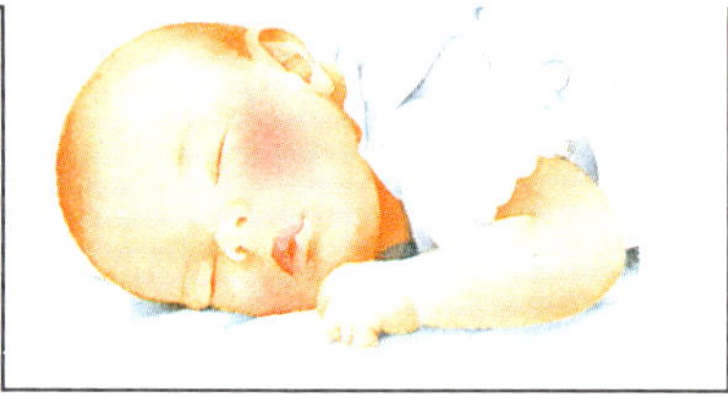

Lizenzausgabe als Ravensburger Taschenbuch Band 8334

Titel der Originalausgabe: L'histoire de la naissance

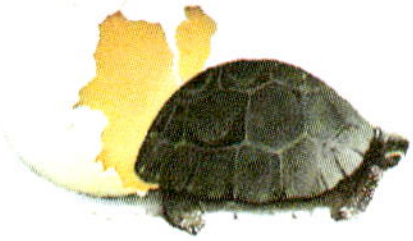

Fachliche Beratung für die deutsche Textfassung:

Ann-Cathrin Lundqvist-Püls

Ärztin für Geburtshilfe und Frauenheilkunde
Meckenbeuren

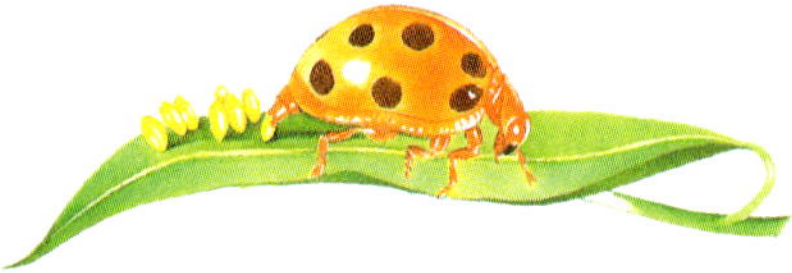

Redaktion der deutschen Ausgabe
und Übersetzung: Jürgen Witznick

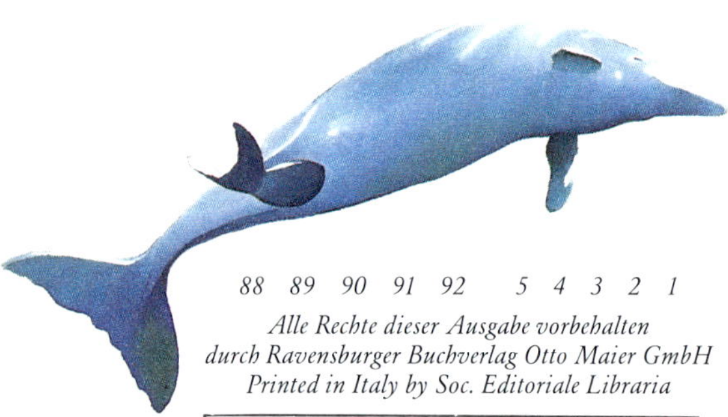

88 89 90 91 92 5 4 3 2 1

Printed in Italy by Soc. Editoriale Libraria

ISBN 3-473-38334-1

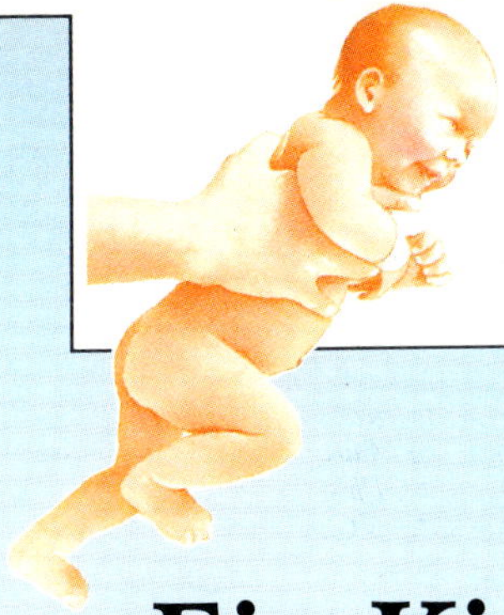

Ein Kind wird geboren

Text von Viviane Abel Prot
und Dr. Philippe Delorme
Illustrationen von Rozier Gaudriault

DIE WELT ENTDECKEN

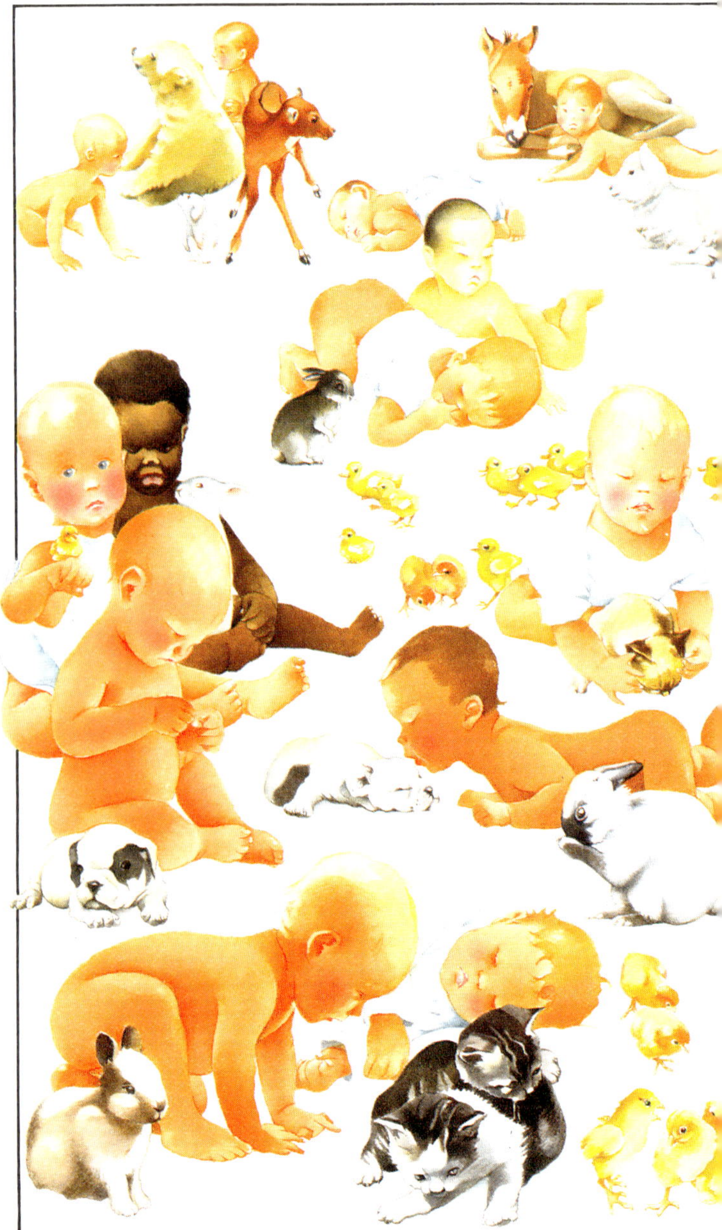

In jeder Minute werden auf der Erde 350 Babys geboren.

Und alle Babys – gleich ob ihre Hautfarbe gelb, schwarz, weiß oder rot ist – entstehen und wachsen im Bauch ihrer Mutter, bevor sie zur Welt kommen. Jedes Baby unterscheidet sich von jedem anderen, denn jedes Kind ist einzigartig.

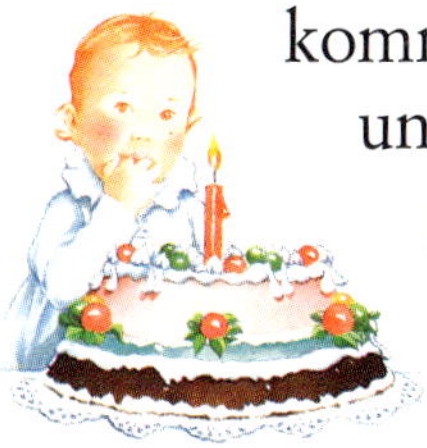

Alle Kinder auf der Erde haben eine Mutter und einen Vater. Und auch die Eltern sind auf die gleiche Weise geboren worden: aus dem Leib ihrer Mütter.

Wie jeder Mensch stammt auch jedes Tier von einem Elternpaar ab.

Weißt du, wie man all den kleinen Tiernachwuchs nennt, der auf der Seite links abgebildet ist?

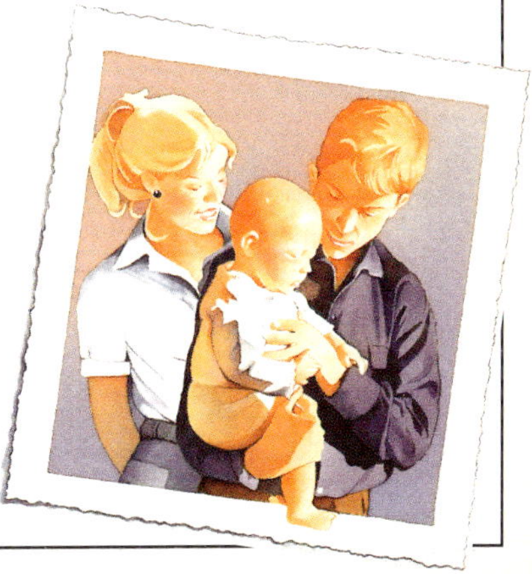

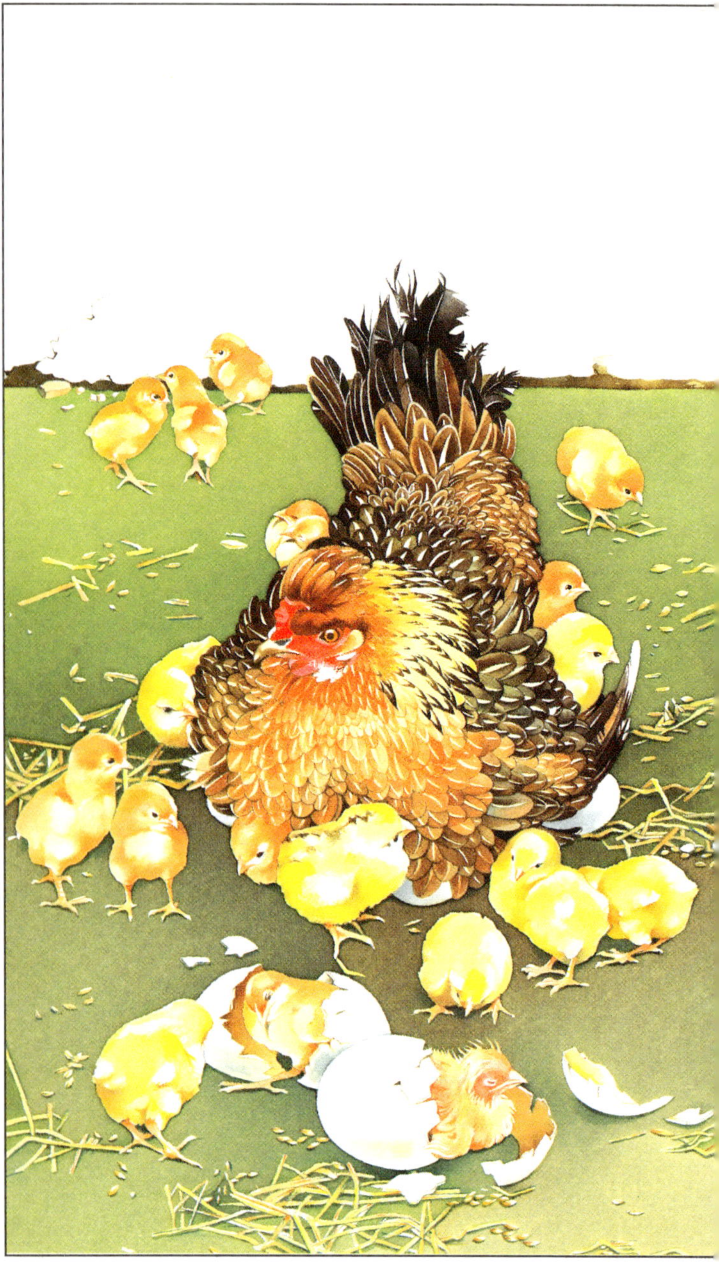

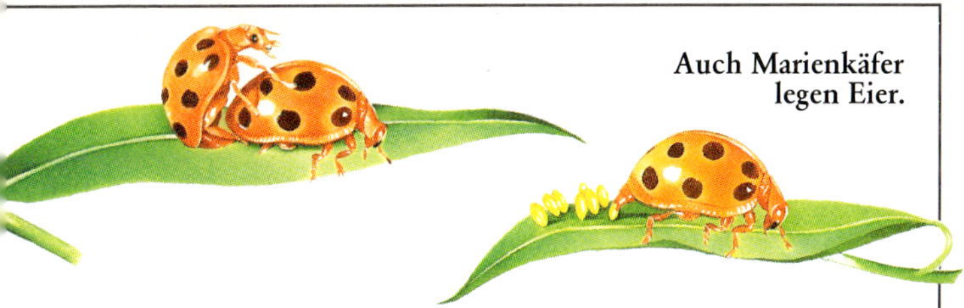

Auch Marienkäfer legen Eier.

Wie kommen Tiere auf die Welt?

Nicht alle auf die gleiche Weise – manche schlüpfen aus einem Ei, das ihre Mutter gelegt hat. Jedes Ei enthält einen kleinen Nahrungsvorrat, von dem sich das heranwachsende Lebewesen ernährt.
Alle Vögel schlüpfen aus Eiern.
Die Form und die Größe der Eier sind von Vogelart zu Vogelart ganz unterschiedlich.
Auch die Färbung der Eier ist unterschiedlich: weiß, beige, bräunlich – manchmal auch grün oder blau oder sogar gesprenkelt und gescheckt.
Insekten – wie die Marienkäfer – legen sehr viele winzig kleine und empfindliche Eier.
Viele werden zerstört, bevor noch der Nachwuchs ausschlüpft.
Auch Schildkröten und die meisten Reptilien legen Eier.

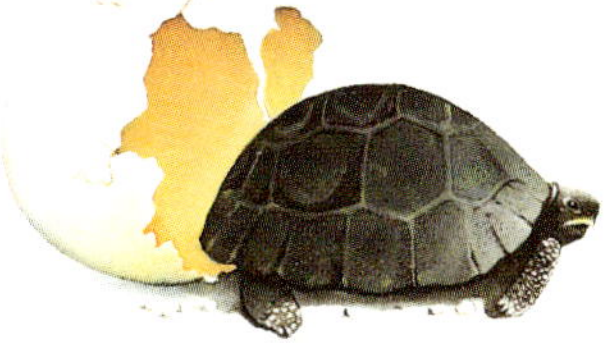

Eine kleine Schildkröte schlüpft aus. Hat die Mutter einmal ihre Eier abgelegt, kümmert sie sich nicht weiter um sie.

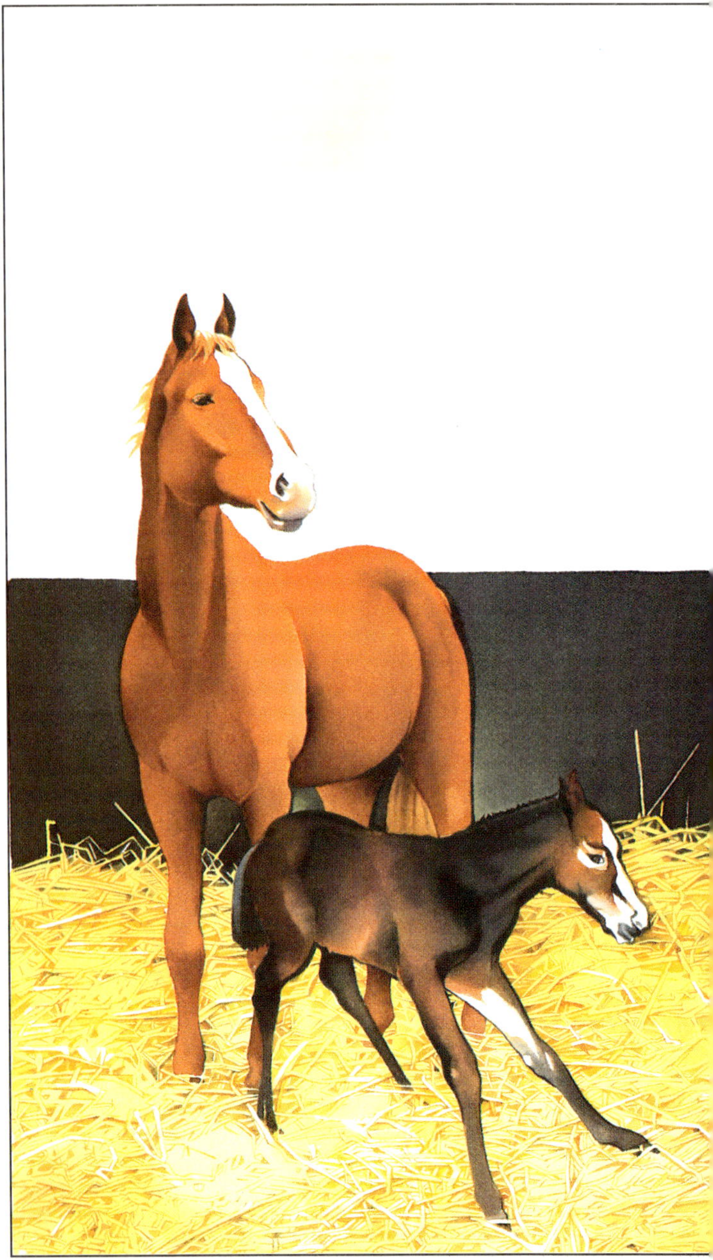

Bei anderen Tieren – und auch bei den Menschen – wächst das Kleine auf andere Weise heran: Es entwickelt sich im Innern des Bauchs der Mutter.

Ein kleiner Delphin kommt mit dem Schwanz voran zur Welt.

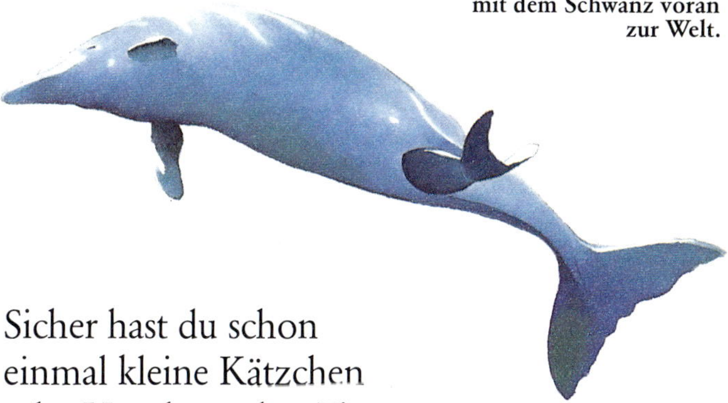

Sicher hast du schon einmal kleine Kätzchen oder Hunde an den Zitzen ihrer Mütter saugen sehen:
Alle Tiere, die von Geburt an mit der Milch ihrer Mütter ernährt werden, zählen zur großen Familie der Säugetiere. Die meisten von ihnen sind Landtiere.
Manche – wie die Wale und die Delphine – leben im Wasser. Andere – wie die Fledermäuse – bewegen sich fliegend vorwärts.

◀ Ein neugeborenes Fohlen tut sich zuerst nicht leicht, sich auf seinen vier Beinen zu halten.

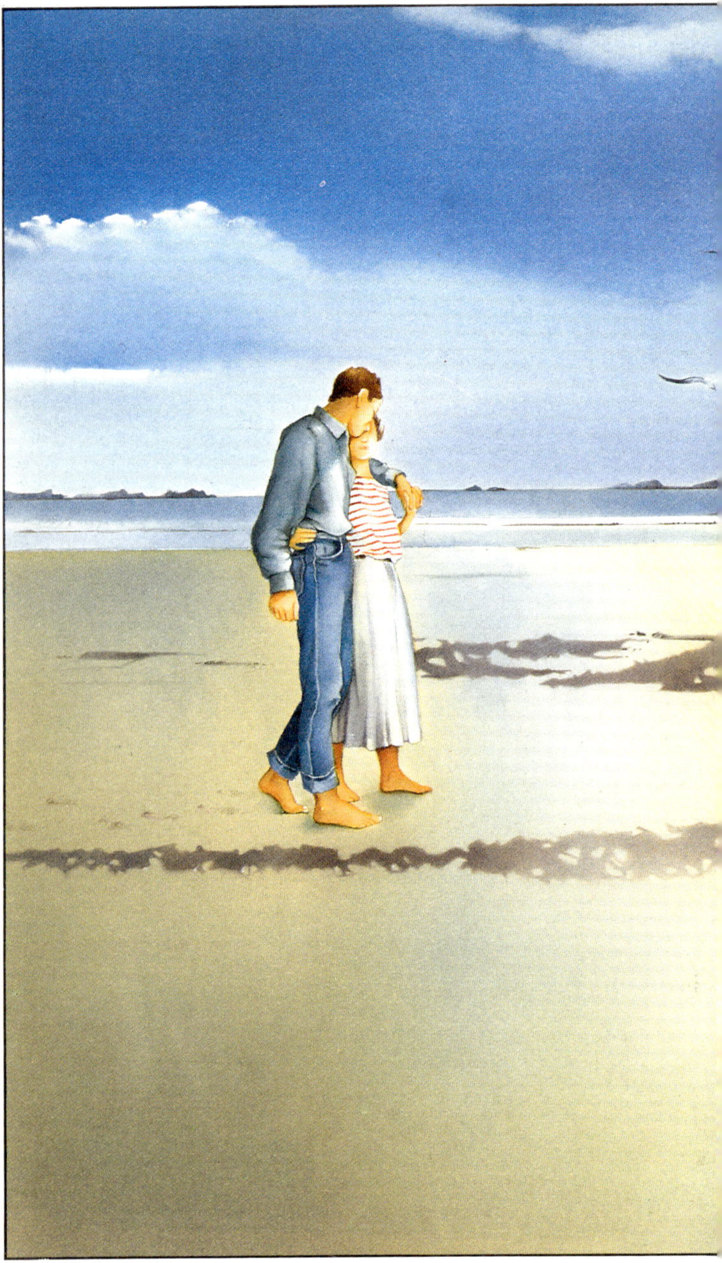

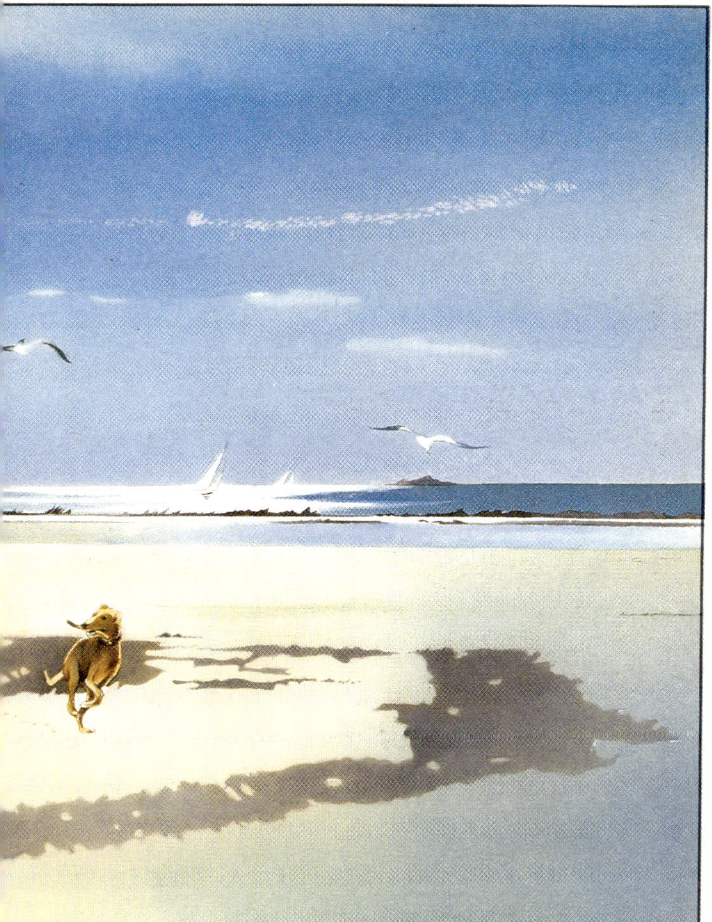

Wenn ein Mann und eine Frau sich lieben, dann verbringen sie am liebsten viel Zeit miteinander. Sie unterhalten sich lange, sind zärtlich zueinander und machen Zukunftspläne. Viele beschließen, ihr Leben gemeinsam zu verbringen, und manche wollen auch ein, zwei oder mehrere Kinder haben.

Ein Kind kann nur dann entstehen, wenn eine Frau schwanger wird: wenn sich der Samen eines Mannes mit dem Ei einer Frau vereinigt.

Auf diese Weise ist jeder von uns entstanden: Wenn die künftigen Eltern zärtlich zusammen sind, wollen sie manchmal, daß das Glied des Mannes sanft in die Scheide der Frau eindringt; dort stößt es eine Flüssigkeit aus: das Sperma. Diese Samenflüssigkeit enthält Millionen von Spermien. Nur eine einzige Spermie aber vereinigt sich mit einem Ei im Körper der Frau und befruchtet es. Das befruchtete Ei wird sich nun entwickeln – zu einem Baby.

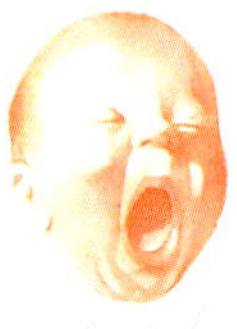

Ob es ein Junge oder ein Mädchen werden wird, steht jetzt schon fest – erkennen kann man das aber noch nicht.

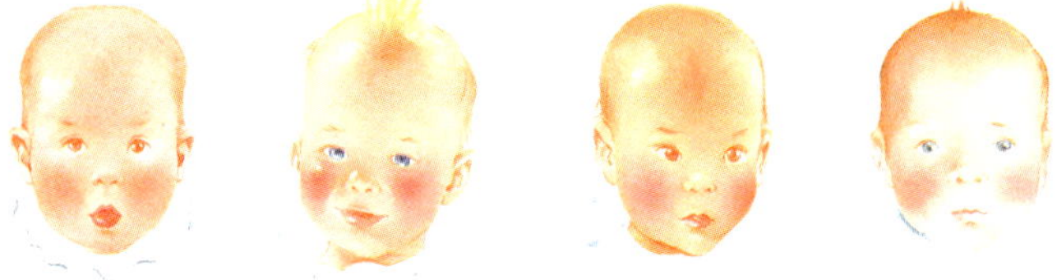

Die Schwangerschaft dauert neun Monate.
Während dieser Zeit entwickelt sich das Ei in der Gebärmutter, einem muskulösen Organ im Mutterleib.
Die Gebärmutter dehnt sich im gleichen Maße aus, wie der Fetus – so nennt man das ungeborene Wesen ab dem dritten Monat – heranwächst.
Der Fetus schwimmt in einer Hülle: der mit einer Flüssigkeit gefüllten Fruchtblase.

Das Ungeborene wird über die Plazenta ernährt.
Die Plazenta ist ein gut durchblutetes, schwammartiges Organ, mit dem der Fetus durch die Nabelschnur verbunden ist.
Auf diese Weise gelangen Sauerstoff und Nährstoffe in sein Blut.

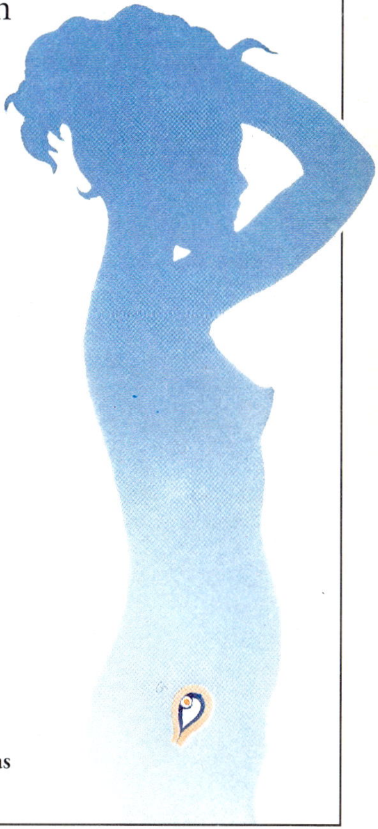

Nach einem Monat ist das künftige Baby etwa so groß wie eine Erbse. Das winzige Herz beginnt zu schlagen.

Wie entwickelt sich der Fetus im Mutterleib?

2. Monat: Die Frucht ist etwa so groß wie eine Walnuß. Die Finger beginnen sich zu formen; Nase, Mund und Ohren zeichnen sich ab.

3. Monat: Der Fetus ähnelt nun schon einem winzigen Baby.

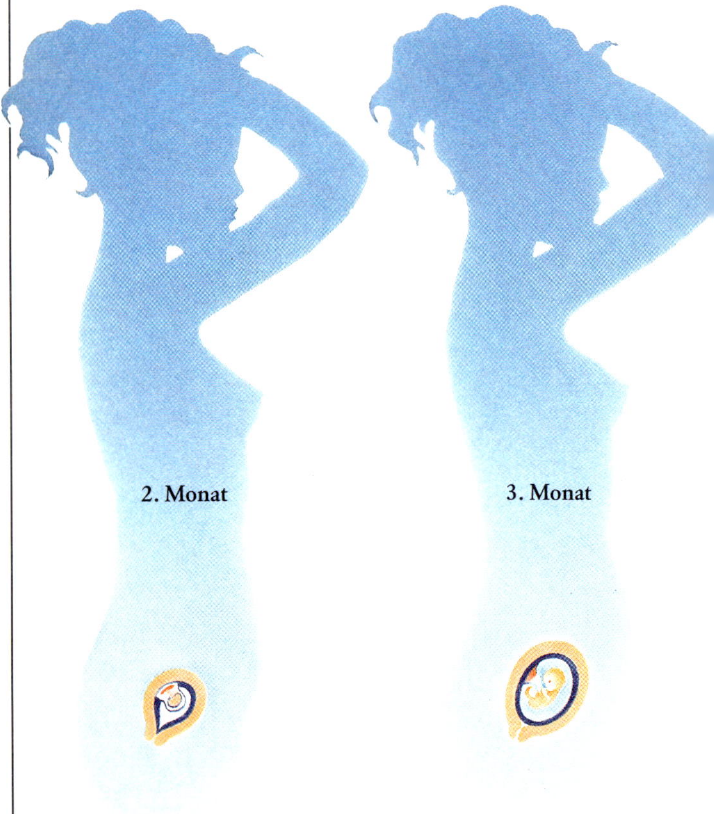

4. Monat: Der Fetus ist schon so groß wie diese Seite! Er bewegt Kopf, Arme und Beine. Er öffnet den Mund und schluckt ein wenig Fruchtwasser.

5. Monat: Die werdende Mutter spürt die Bewegungen des Ungeborenen. Auf seinem Kopf wachsen Haare. Es saugt am Daumen.

Fetus (1), Plazenta (2) und Fruchtblase (3) befinden sich in der Gebärmutter (4).

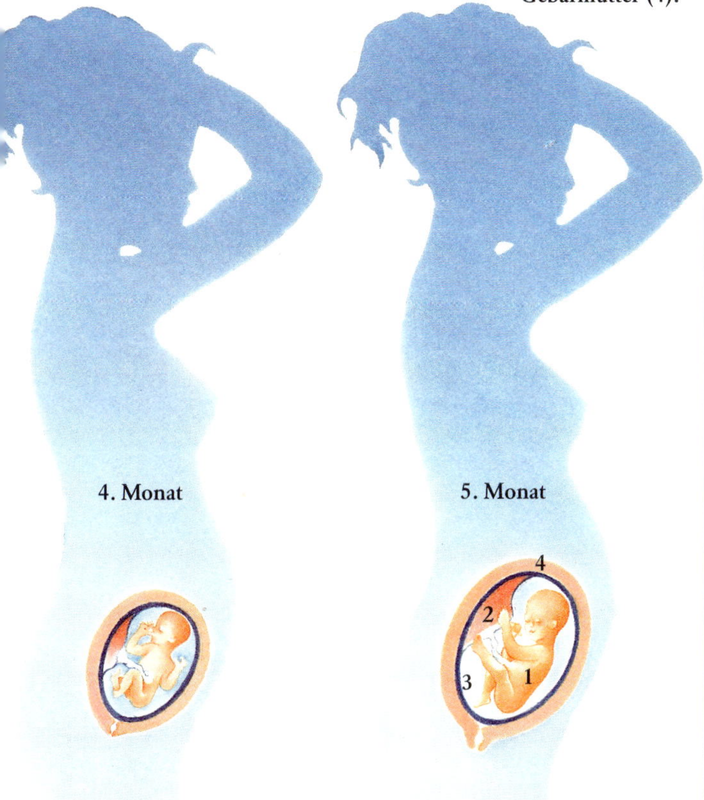

6. Monat: Der Fetus wiegt nun ein Kilogramm. Wenn er viel trinkt, bekommt er Schluckauf – das spürt die Mutter.
Er gibt Urin ab; Finger- und Zehennägel beginnen zu wachsen.
7. Monat: Das kleine Wesen öffnet seine Augen. Es hat sich gut an die vielfältigen Geräusche, die es umgeben, gewöhnt.

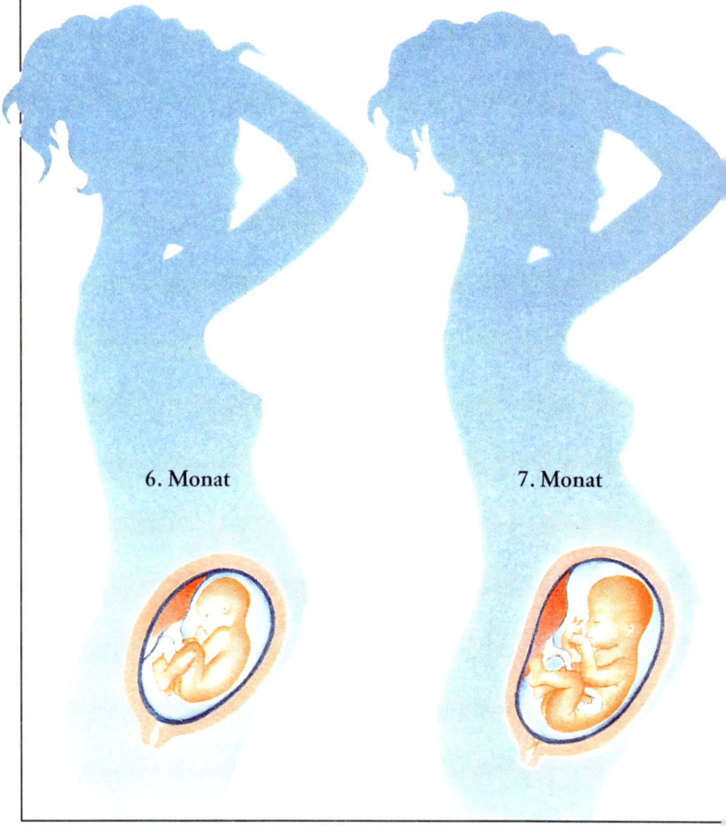

8. Monat: Das Baby ist jetzt so groß, daß es sich nicht mehr beliebig drehen und wenden kann.

9. Monat: Es wiegt ungefähr drei Kilogramm. Mit dem Kopf nach unten erwartet es seine Geburt.

Der dicke Bauch ist für die werdende Mutter recht beschwerlich – sie ermüdet rasch.

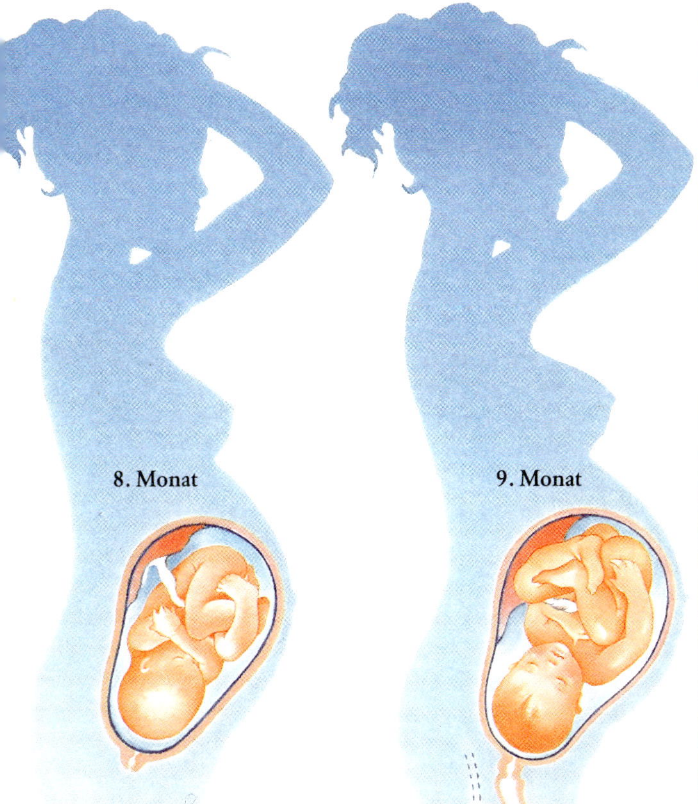

Ein Augenblick, den man nicht vergißt!

Die werdende Mutter spürt sehr genau, wann es soweit ist: Immer häufiger durchziehen jetzt schmerzhafte Wehen ihren Unterleib. Durch die Wehen wird das Baby aus der Gebärmutter herausgedrückt und gelangt – meist mit dem Kopf voraus – durch die weit gedehnte Scheide ans Tageslicht.
Ein Baby ist geboren – das ist ein wunderbarer Augenblick. Gleich nach der Geburt legt der Arzt oder die Hebamme das Neugeborene auf den Bauch der glücklichen Mutter…

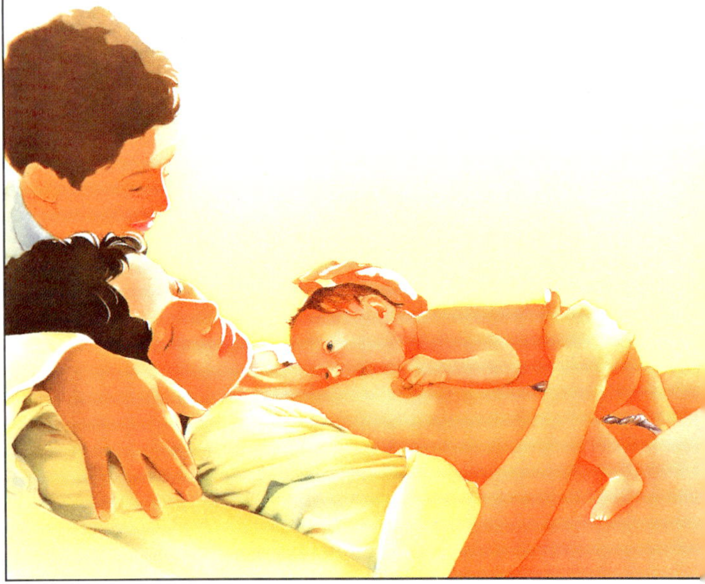

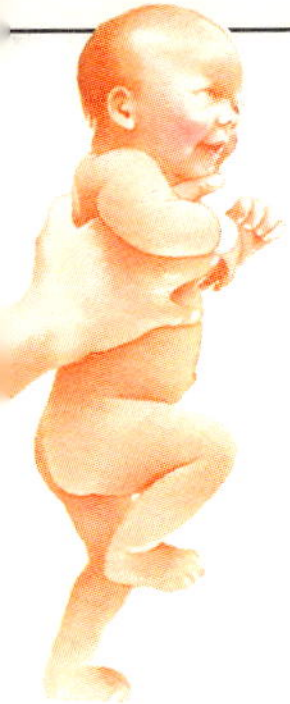

Welch eine Veränderung!
Eben noch befand sich das Baby im Mutterleib – wohlbehütet im dunklen Naß der Fruchtblase; und nun muß es sich an Luft und Licht gewöhnen!

Das Baby schreit: Es tut seinen ersten Atemzug.

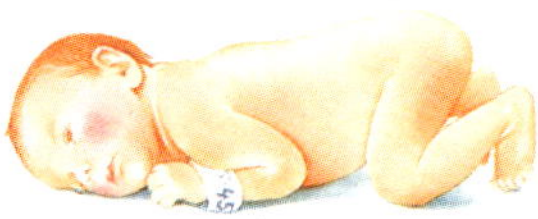

Die Nabelschnur wird nun nicht mehr benötigt; sie wird abgeschnitten – was nicht weh tut.
Mutter und Kind erhalten jeweils ein Band mit derselben Nummer ums Handgelenk – damit das Baby nicht verwechselt wird.
Manchmal wachsen zwei Babys zugleich im Mutterleib heran und kommen als Zwillinge nacheinander auf die Welt.
Zwillingsgeburten sind nicht sehr häufig.
Noch seltener kommt es vor, daß Drillinge oder gar Vierlinge geboren werden.

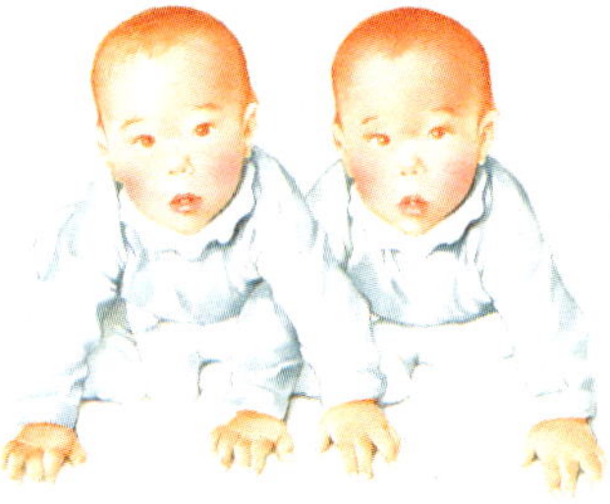

Noch ist das Baby sehr klein – und doch spielt es im Leben seiner Eltern schon eine sehr große Rolle. Gleich nach der Geburt geben sie ihm einen oder mehrere Vornamen.

Kennst du alle deine Vornamen?

Weißt du, ob deine Eltern diese Namen aus einem besonderen Grund ausgewählt haben?

In Thailand erhält ein Baby seinen Vornamen erst, wenn es einen Monat alt ist! Bis dahin nennen es seine Eltern „Nou“ – das bedeutet „kleine Maus“. Dann bekommt es einen Namen, der an den Tag seiner Geburt erinnert.

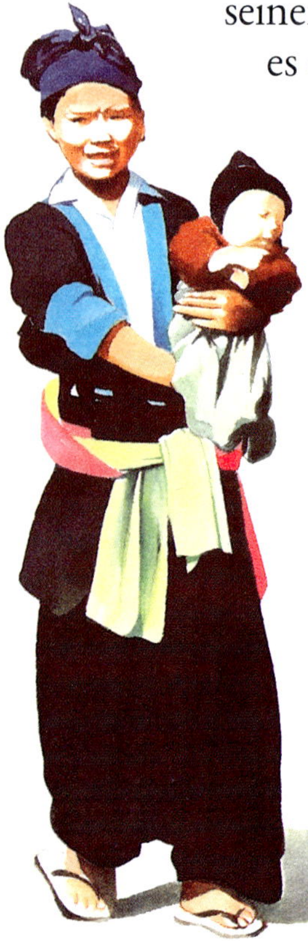

In Kaschmir – im Grenzland zwischen Indien und Pakistan gelegen – erhalten Kinder erst einen Vornamen, wenn sie vier bis fünf Jahre alt sind!

In manchen Ländern werden zu einer Geburt wunderschön verzierte Brote gebacken. Manchmal erinnert die Form des Brotes an die Plazenta – mit deren Hilfe sich der Fetus vor der Geburt hat ernähren können!

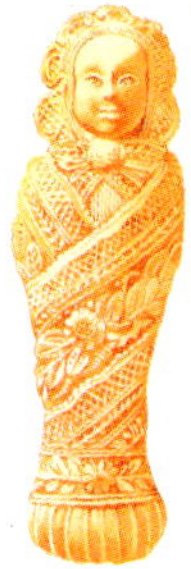

Die Plazenta wird nach der Geburt vom Körper der Mutter ausgestoßen. In einigen Gegenden ist die Plazenta noch wichtig, nachdem sie ihre eigentliche Aufgabe schon erfüllt hat. So vergraben sie manche Stämme in Afrika am Fuße eines Baumes. Andere bewahren die Nabelschnur auf und fertigen daraus Schmuck oder Spielzeug für die Kinder.

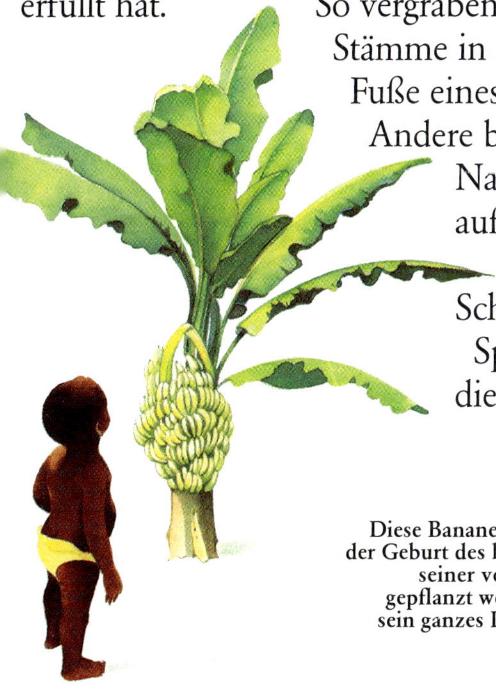

Diese Bananenstaude ist am Tage der Geburt des kleinen Jungen über seiner vergrabenen Plazenta gepflanzt worden: Sie wird ihm sein ganzes Leben lang gehören!

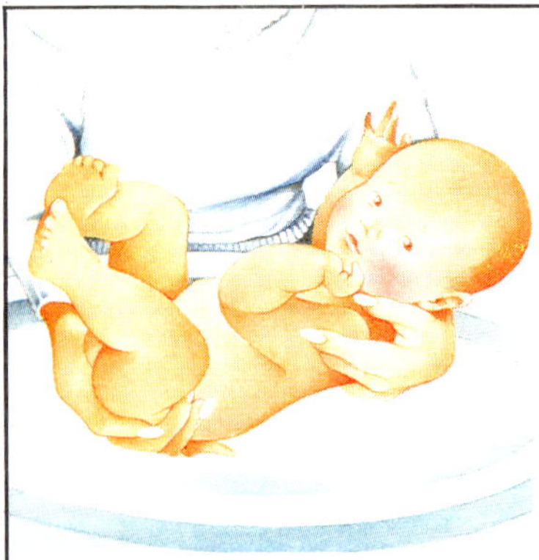

Das Baby liebt es, gebadet zu werden …

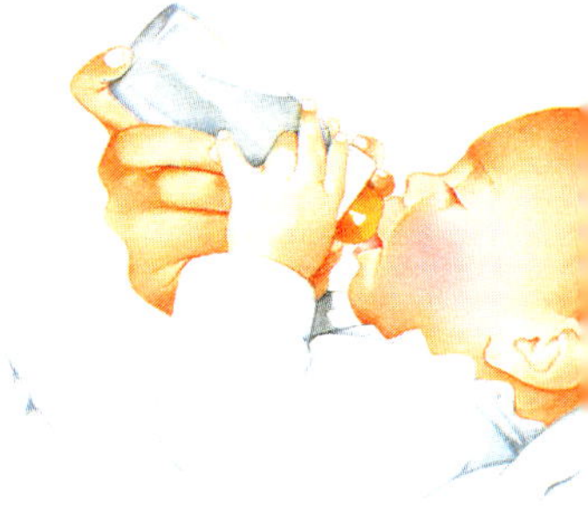

… und sein Fläschchen zu bekommen.

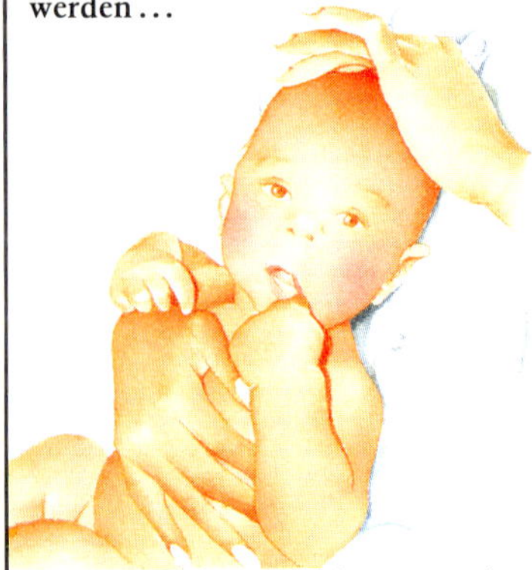

Das Baby hat noch kleine, weiche Teile zwischen den Schädelknochen: die Fontanellen.

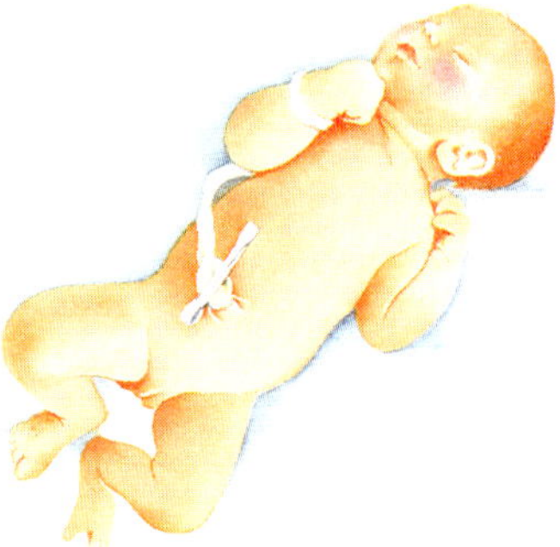

Der Rest der durchschnittenen Nabelschnur wird bald abfallen.

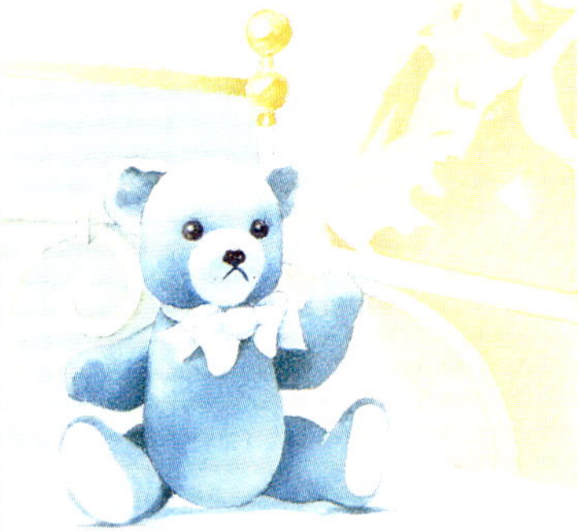

Dinge in seiner Nähe sieht es gut.

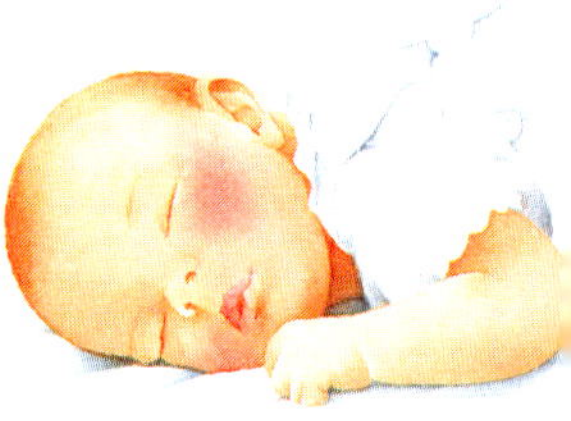

Es schläft fast die ganze Zeit.

Die ersten Lebenstage.

Das Neugeborene hat sehr oft Hunger und macht sich dann lautstark bemerkbar – rund um die Uhr, am Tage und in der Nacht. Es ist nämlich nicht an bestimmte „Essenszeiten“ gewöhnt, denn im Mutterleib ist es jederzeit mit Nahrung versorgt worden. Das Baby fühlt sich am wohlsten, wenn es den Körper seiner Mutter oder seines Vaters spürt und wenn man es streichelt und mit ihm schmust. Es kennt schon Stimme und Geruch seiner Eltern, kann aber noch nicht sehr gut sehen.

Nicht ausstehen kann es, wenn es durch heftige Bewegungen aufgeschreckt wird.

Nach einigen Tagen fällt der Rest der Nabelschnur ab – zurück bleibt eine kleine Narbe: der Nabel.

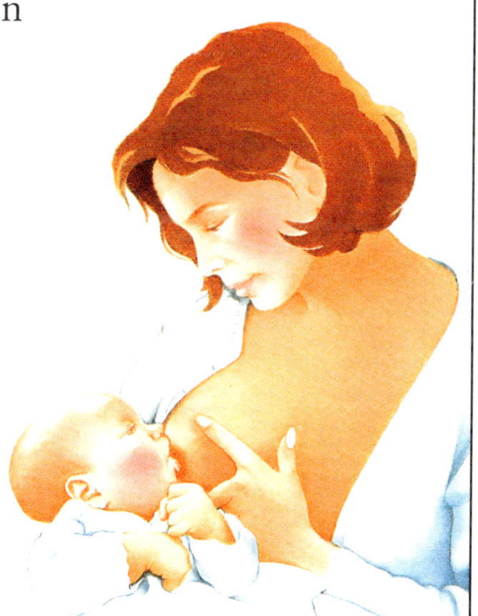

Vom ersten Augenblick an kann das Baby saugen – nur so kommt es an die Milch der Mutterbrust.

In früheren Zeiten konnten Babys nicht viel herumstrampeln.

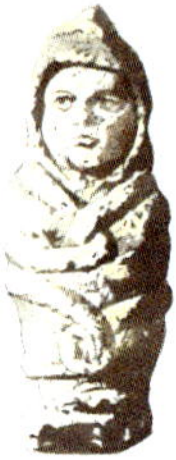

Baby im alten Rom

Man umwickelte sie nämlich vom Hals bis zu den Füßen mit einem langen Tuch – so konnten sie weder Arme noch Beine bewegen! Man glaubte, daß sie so eine bessere Haltung bekommen würden. Und außerdem waren sie auf diese Weise eben ruhiger…

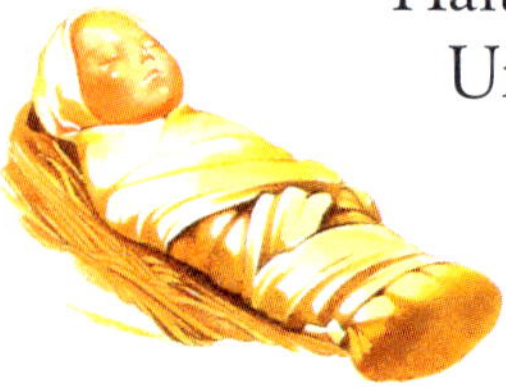

Neugeborenes im 17. Jahrhundert

Wenn eine Mutter ihrem Säugling nicht selbst die Brust geben konnte oder wollte, vertraute sie ihn einer Amme an, die das Kind mit ihrer Milch nährte. Die ersten „Fläschchen“ gab es im 18. Jahrhundert: mit Kuhmilch gefüllte Hörner, die vorne durchbohrt waren.

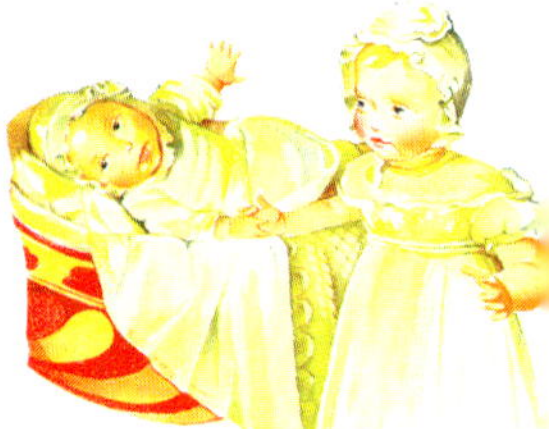

Kinder im 19. Jahrhundert

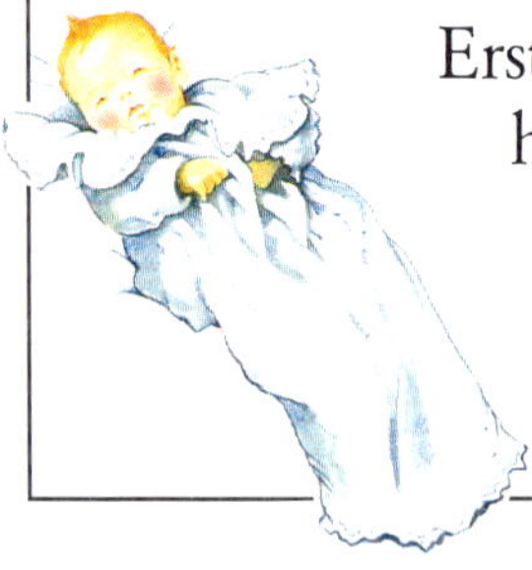

Baby um 1900

Erst seit Mitte des letzten Jahrhunderts können sich Babys freier bewegen – nun legte man ihnen weitere, bequemere Kleidung an.

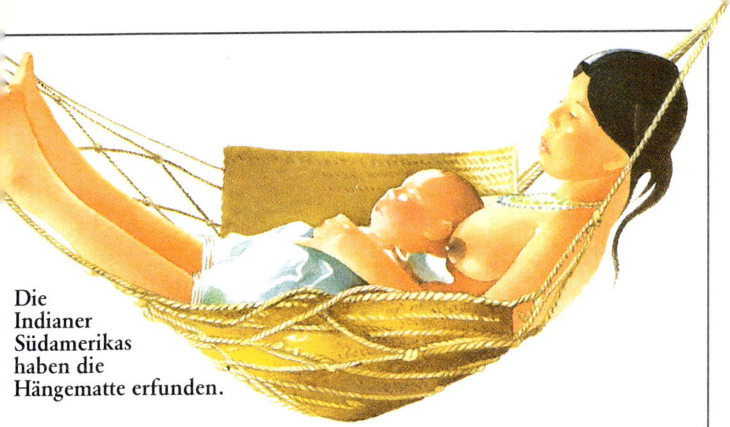

Die Indianer Südamerikas haben die Hängematte erfunden.

Jedes Baby hat seinen Schlafplatz.

In der Amazonasregion schlafen Babys über dem Erdboden in Hängematten. Dort – wie in anderen heißen Gegenden auch – kommen Kleinkinder auch ohne viel Kleidung aus.

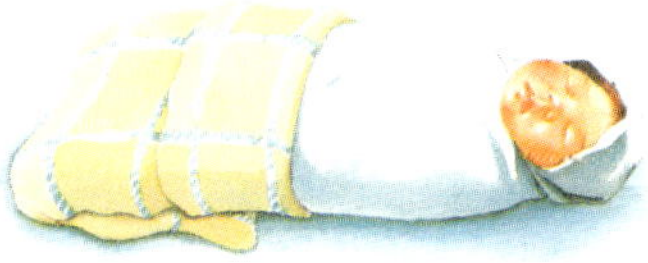

Bei den Nomaden in der Mongolei schläft das Baby auf einem Teppich im großen Familienzelt.

Von alters her haben in unserer Heimat die meisten Babys ihren Schlafplatz in Stubenwagen und Wiegen.

In Japan nehmen Eltern ihre Sprößlinge mit, wenn sie zur Feldarbeit gehen – wohlbehütet in großen, runden Körben.

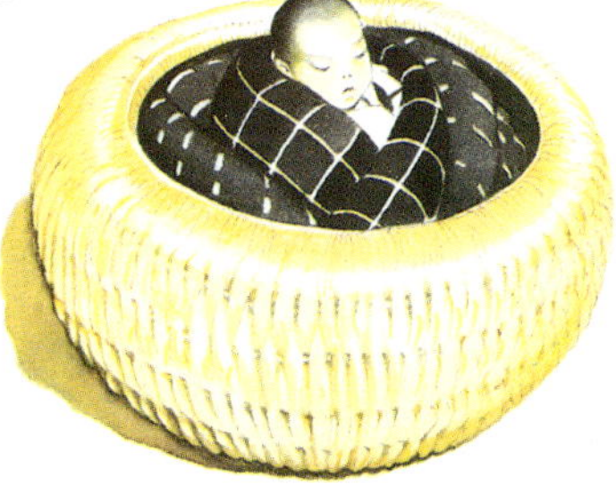

Wie Babys huckepack getragen werden:

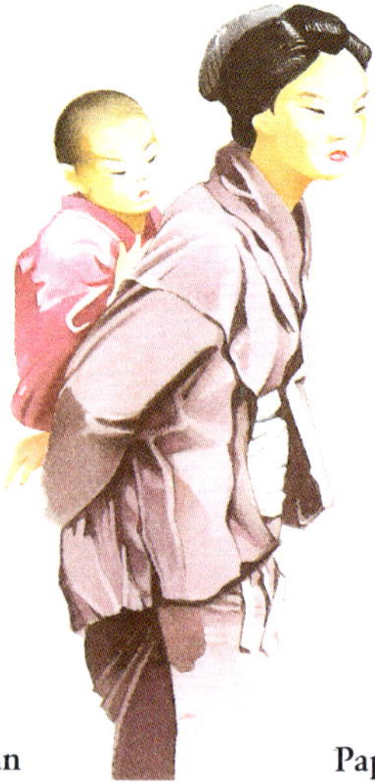

Japan

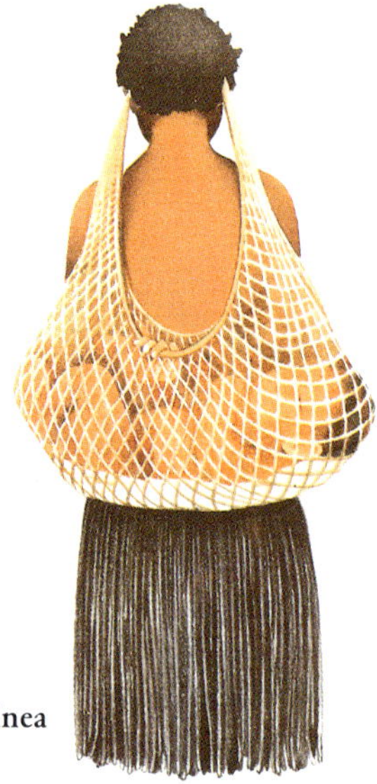

Papua-Neuguinea

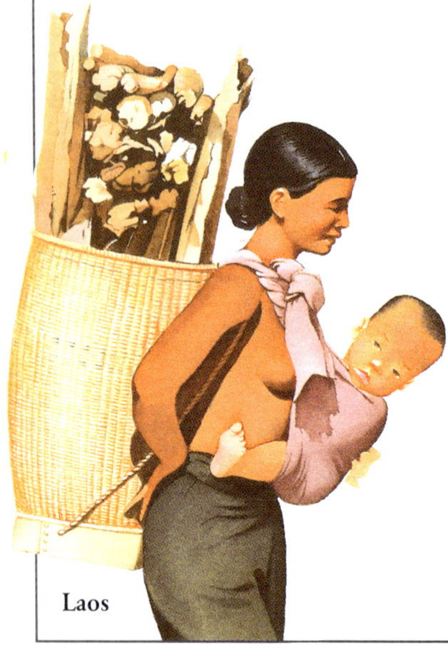

Laos

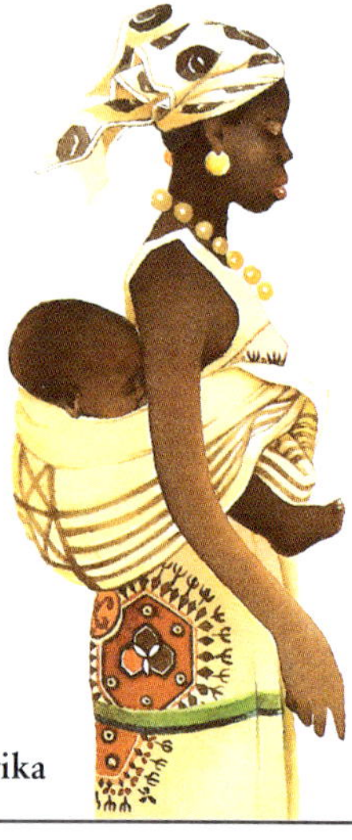

Afrika

Jede Mutter hat ihre eigene Methode!

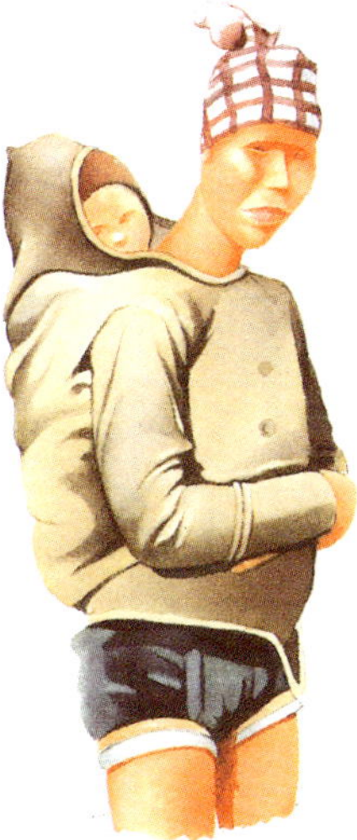

Grönland

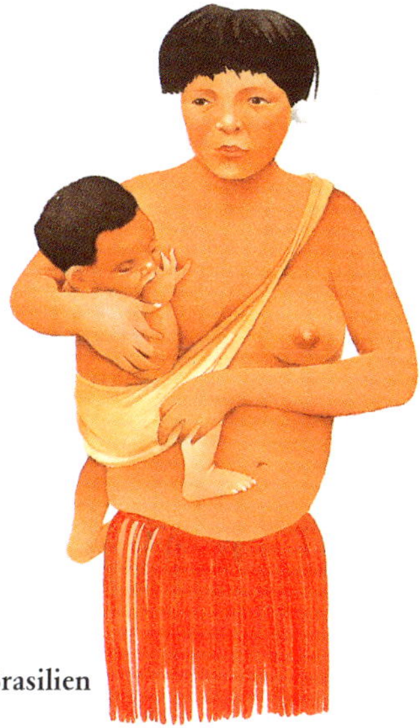

Brasilien

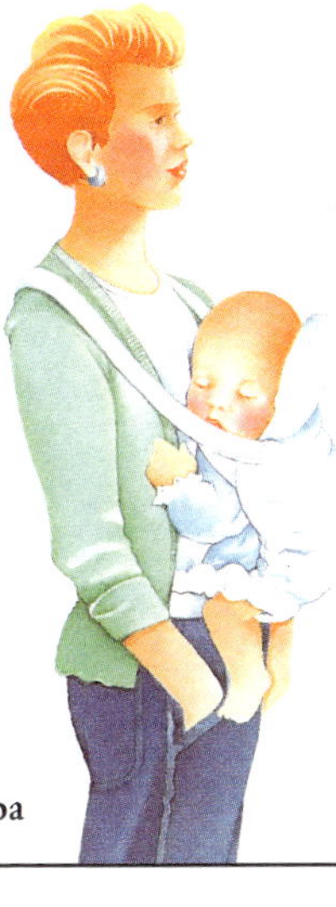

Europa

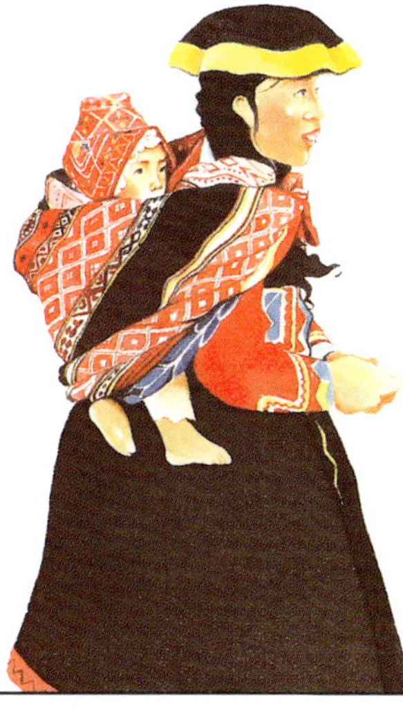

Peru

Auch Tiere führen ihren Nachwuchs auf ganz verschiedene Weise aus.

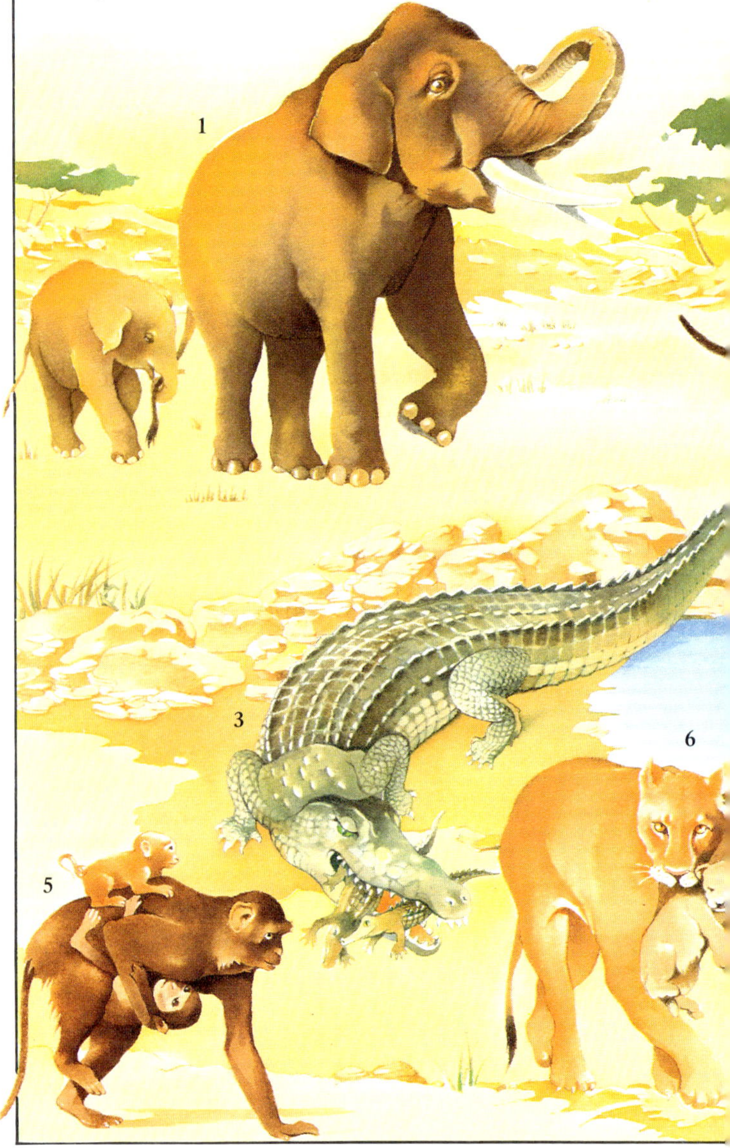

Welche gefällt dir am besten? Die von Elefant (1), Känguruh (2), Krokodil (3), Koala (4), Makake (5), Löwe (6), Biber (7), Haubentaucher (8), Schwan (9) oder Schuppentier (10)?

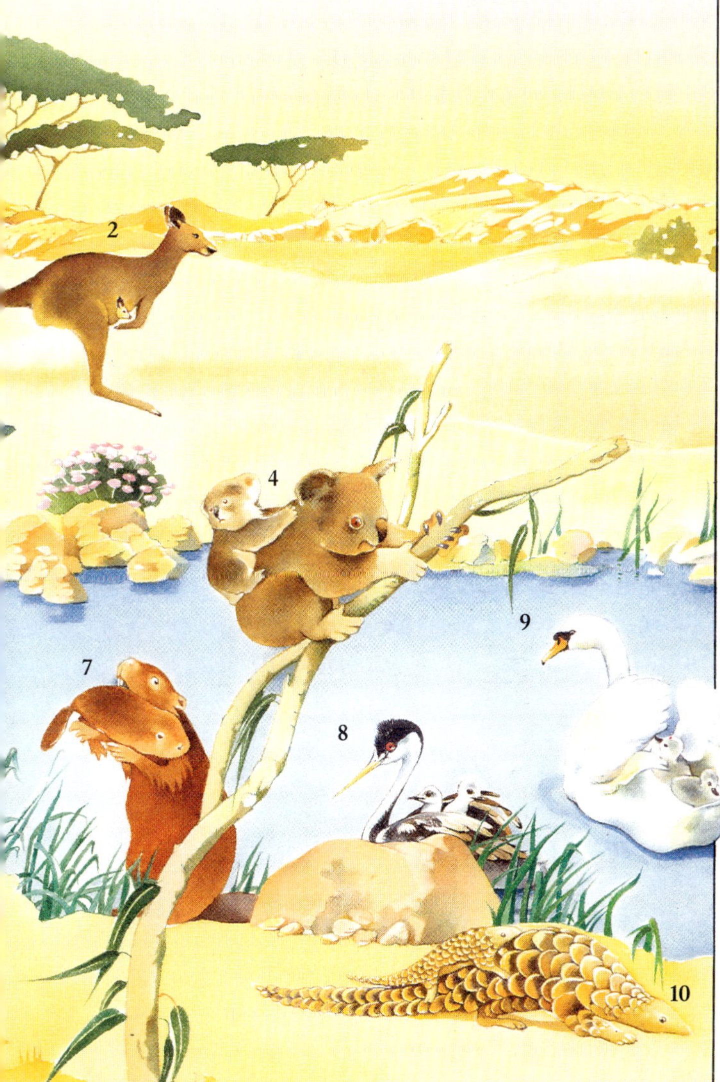

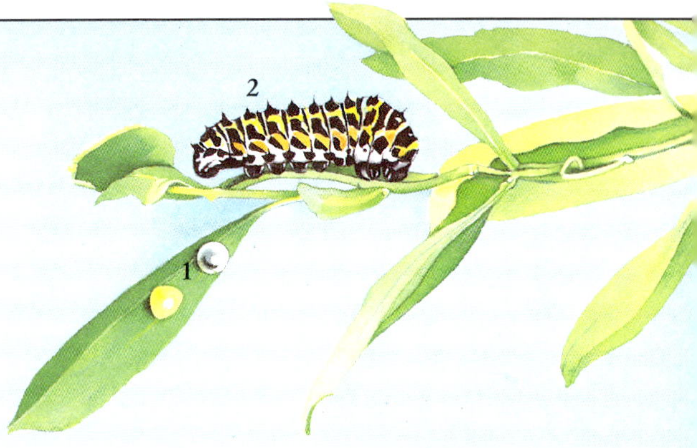

Alle Verwandlungen der Gestalt eines Lebewesens, die nicht im Mutterleib oder im Inneren eines Eies vor sich gehen, nennt man **Metamorphosen.**

Wie entsteht ein Schmetterling?

Dem Ei (1) entschlüpft eine Raupe (2), die heranwächst und sich schließlich verpuppt (3). In der Puppe entwickelt sich der Schmetterling (4), der eines Tages die Puppenhaut sprengt und davonfliegt.

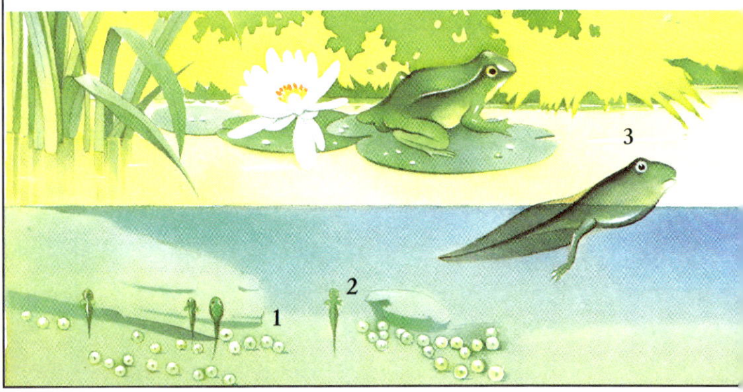

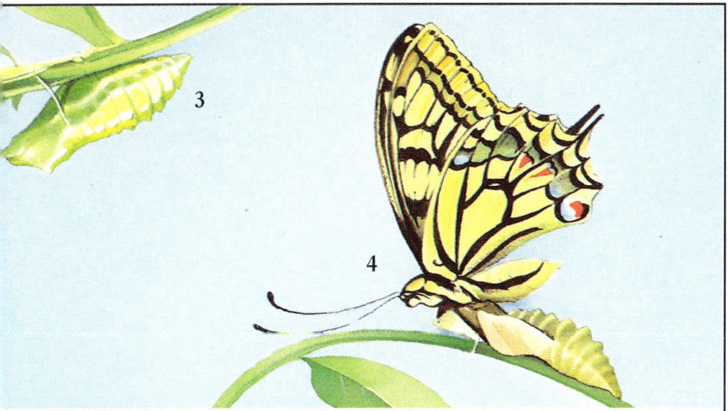

<u>**Wie aus Kaulquappen Frösche werden:**</u>

Aus den vom Froschweibchen abgelegten Eiern (1) schlüpfen bald kleine Kaulquappen (2), die wie Fische im Wasser leben und durch Kiemen atmen.

Nach und nach verändert sich das Äußere: Es entwickeln sich Hinterbeine (3), dann auch Vorderbeine. Der Schwanz wird kürzer, und der fertige Frosch klettert an Land – denn er muß Luft atmen.

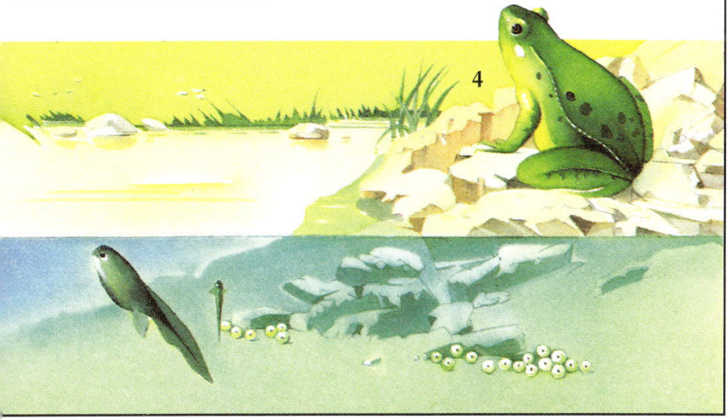

Bogen

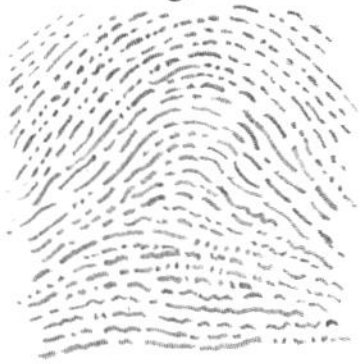

Hoher Bogen

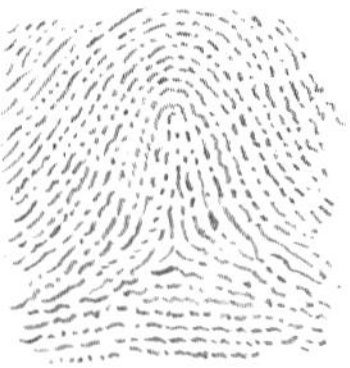

Wirbel

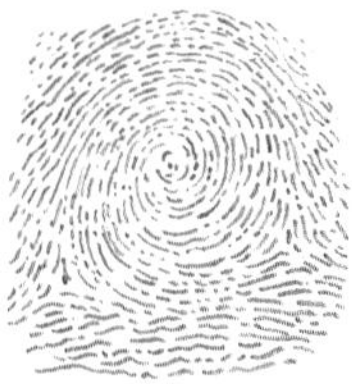

Schleife

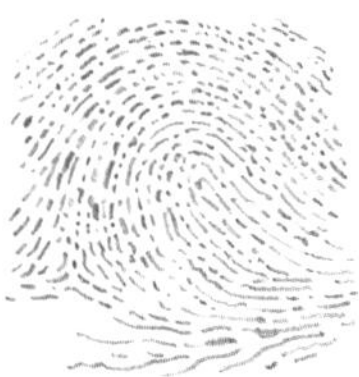

Kreis

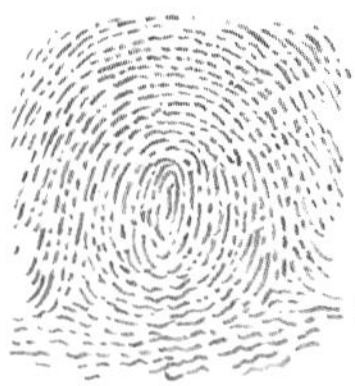

Kaum ist ein Baby geboren, fragt man sich, wem es ähnelt. Vielleicht hat es die Augen des Vaters oder die Haarfarbe der Mutter? Viele äußere Merkmale erhält ein Kind von seinen Eltern vererbt. Stelle einmal fest, welche Ähnlichkeiten es in deiner Familie gibt – vergleiche die Farbe der Haare und Augen, die Form der Ohren…

Untersuche auch einmal die Fingerabdrücke. Sie sind alle unterschiedlich, aber jeder einzelne ähnelt einem der hier abgebildeten Grundtypen.

So erhältst du deinen Fingerabdruck: Schwärze eine Stück Papier mit einem weichen Bleistift ein und reibe deine Zeigefingerkuppe darauf. Drücke ein Stück durchsichtigen Klebestreifen auf den Finger. Wenn du den Streifen abziehst und dann auf ein weißes Blatt Papier klebst, kannst du deinen Fingerabdruck deutlich erkennen.

Untersuche Augenfarbe und Ohrenform:

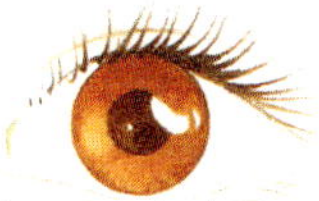

braune Augen

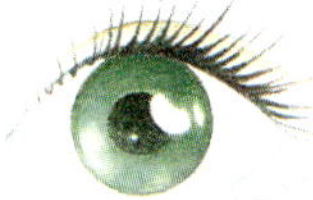

grüne Augen

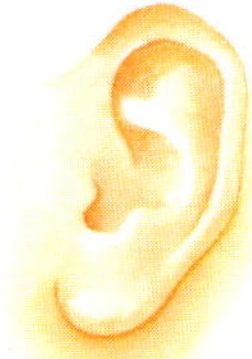

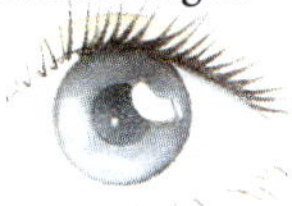

graue Augen

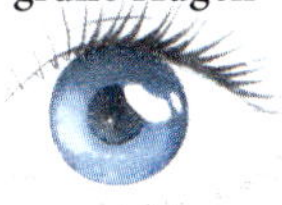

blaue Augen

Ist das Ohrläppchen angewachsen oder nicht?

Seine Zunge so zu rollen, kann man nicht lernen – diese Fähigkeit wird vererbt.

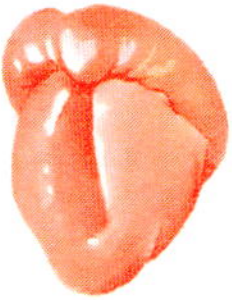

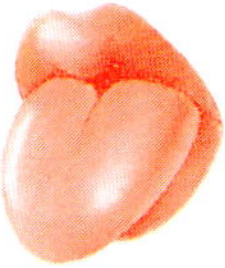

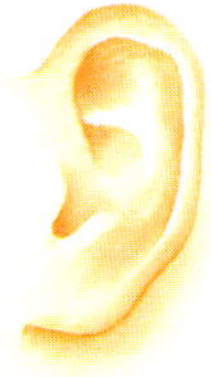

Haarfarben:

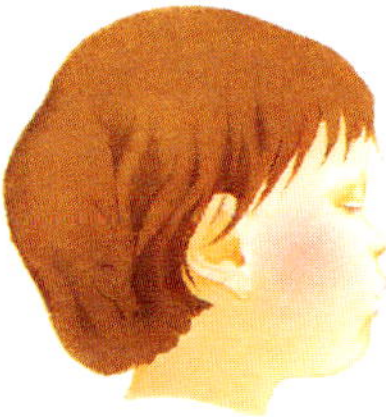

rot

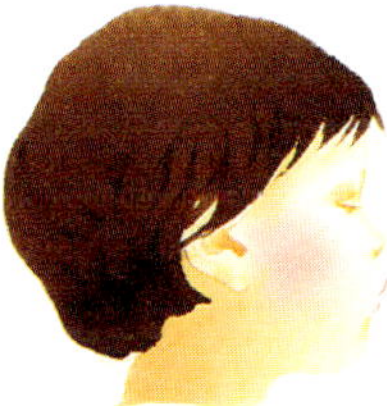

braun

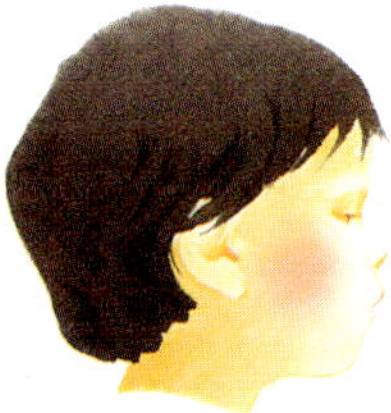

schwarz

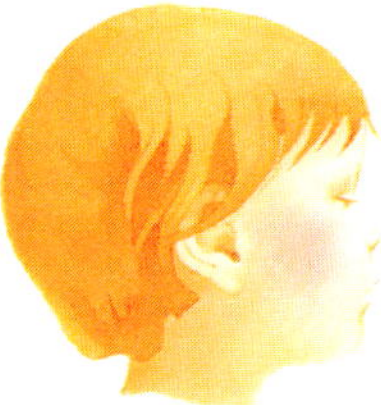

blond

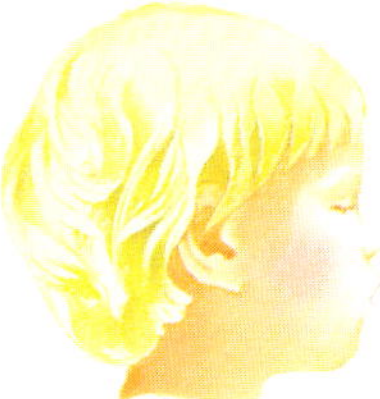

goldblond

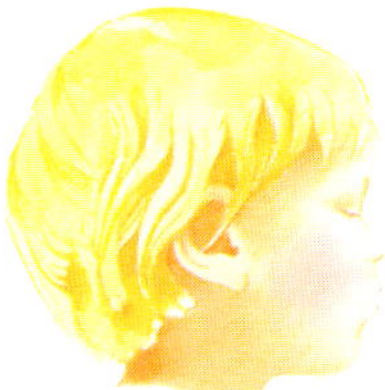

hellblond

An einem ersten, blauen Frühlingstag,
in einer Königlich preußischen, privilegierten
Apotheke zum Schwarzen Adler,
bin ich geboren.
Vom nahen Georgenturm,
über den alten Markt der kleinen,
weltentlegenen Ordensritterstadt,
zwischen dessen buntlich rundholprigem Pflaster
noch Gras wuchs,
durch die geöffneten Fenster,
läuteten
die Sonntagsglocken.

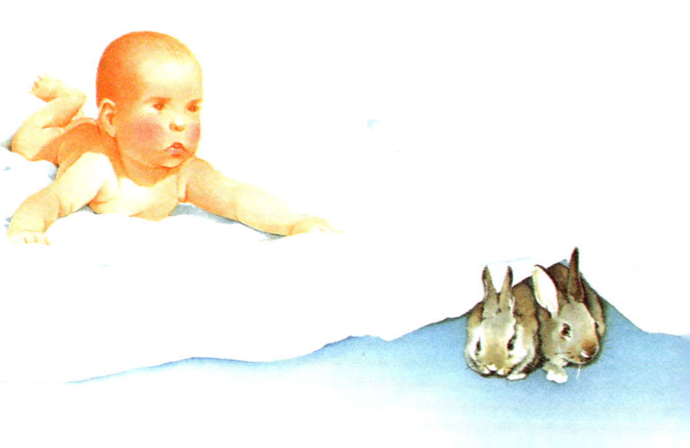

Niemand – „ahnte" was.
Zu Mittag
gab's Schweinebraten und
geschmorte Backpflaumen,
zum Kaffee schon
war ich
da.
Noch heut,
so oft sie's mir erzählt,
lacht
meine Mutter!

Arno Holz

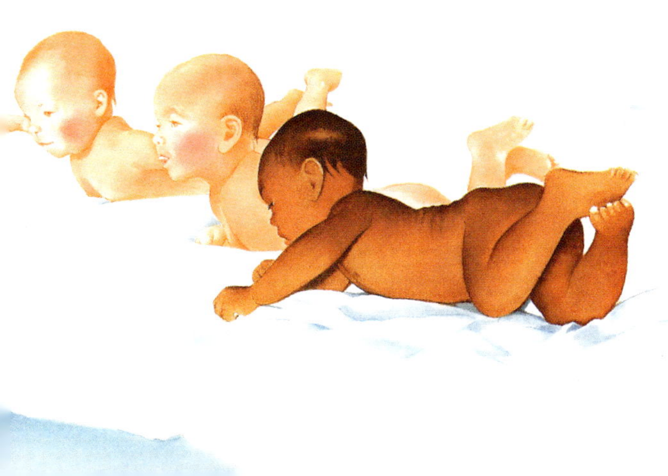

Die Welt entdecken

In dieser Reihe sind bisher erschienen:

Band 1: Wie leben die Tiere im Winter?
Band 2: Keine Angst vor Krokodilen
Band 3: Sahara – Leben in der Wüste
Band 4: Eskimos – Leben im ewigen Eis
Band 5: Wo die Schokolade wächst
Band 6: Warum trinken alle Kinder Milch?
Band 7: Kartoffeln wachsen nicht im Keller
Band 8: Die Geschichte vom Papier
Band 9: Das Schwein und seine Verwandten
Band 10: Leben auf den Sonneninseln
Band 11: Glas – Das durchsichtige Geheimnis
Band 12: Reis – Ein kleines Korn ernährt die Welt
Band 13: Stolze Burgen, edle Ritter
Band 14: Bäume im Jahreslauf
Band 15: Geheimnisvolle Insektenstaaten
Band 16: Wind und Wetter
Band 17: Unser täglich Brot
Band 18: Bären – Die unsanften Riesen

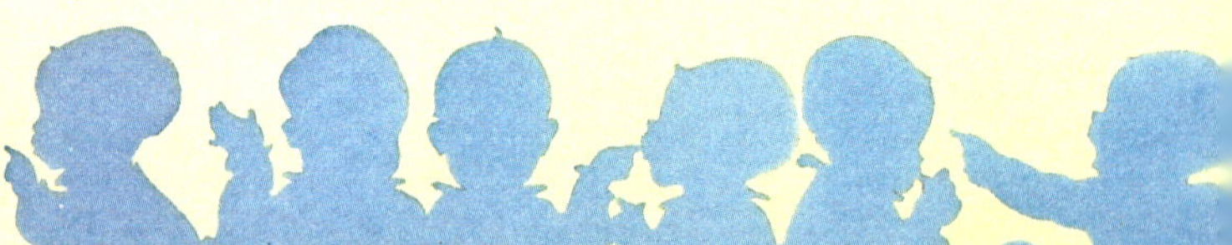